Yaneir Wilson Laurencio
Nadiezha Valton Masso
Lesbia Marino Madariaga

CARCINOMA DO PULMÃO

Yaneir Wilson Laurencio
Nadiezha Valton Masso
Lesbia Marino Madariaga

CARCINOMA DO PULMÃO

UMA CARACTERIZAÇÃO CLINICOPATOLÓGICA DOS CADÁVERES NECRÓTICOS

ScienciaScripts

Imprint

Cover image: www.ingimage.com

This book is a translation from the original published under ISBN 978-620-0-01355-2.

Publisher:
Sciencia Scripts
is a trademark of
Dodo Books Indian Ocean Ltd. and OmniScriptum S.R.L publishing group

120 High Road, East Finchley, London, N2 9ED, United Kingdom
Str. Armeneasca 28/1, office 1, Chisinau MD-2012, Republic of Moldova, Europe
Managing Directors: Ieva Konstantinova, Victoria Ursu
info@omniscriptum.com

Printed at: see last page
ISBN: 978-620-8-61018-0

AGRADECIMENTOS

A minha família, a coisa mais importante da minha vida.

À minha mãe, pela sua compreensão e ajuda nos momentos difíceis; ensinou-me a ver o sol quando o céu estava cinzento. Obrigada por me ter incutido tudo o que sou, pelos valores e princípios que me fizeram tentar ser uma melhor pessoa e profissional.

Aos meus filhos, por serem uma fonte de inspiração e pelo seu amor presente em todos os momentos da minha vida. A eles, pela sua paciência e apoio incondicional. A eles, pela sua paciência e apoio incondicional.

RESUMO

O cancro do pulmão é uma doença crónica não transmissível, atualmente a principal causa de morte relacionada com o cancro nas Américas. As taxas de incidência e mortalidade mais elevadas desta doença ocorrem na América do Norte e em Cuba, enquanto as taxas mais baixas são registadas nas Caraíbas. O objetivo do estudo foi caraterizar os mortos necróticos com diagnóstico clinicopatológico de carcinoma do pulmão no Hospital Geral de Ensino "Dr. Agostinho Neto" em Guantánamo. Para o efeito, foi realizado um estudo descritivo retrospetivo e transversal em 114 pessoas falecidas com diagnóstico clínico-patológico de carcinoma pulmonar no período de 2017-2020. No estudo, a faixa etária mais acometida foi de 51-70 anos com 55,3%, a maioria era de zona urbana com 84,2%, não fumantes com 93% e sem história familiar de carcinoma de pulmão com 91,2%. O maior número de falecidos eram trabalhadores e reformados com 67,51% e 24,6%, respetivamente. O tipo histológico mais frequente foi o carcinoma de células escamosas com 45,6%. Na distribuição por estádio clínico, o estádio III da doença foi o mais frequente com 87,7%. Caracterizaram-se os óbitos necróticos por carcinoma do pulmão no Hospital Geral Universitário "Dr. Agostinho Neto" no período em estudo, tendo em conta os factores sócio-demográficos, o tipo histológico mais frequente e a sua relação com o estadio clínico no momento do diagnóstico.

ÍNDICE

INTRODUÇÃO

A estrutura dos pulmões é engenhosamente formada de modo a poder desempenhar a sua função principal, a troca de gases entre o ar inspirado e o sangue. O pulmão direito está dividido em três lobos e o pulmão esquerdo em apenas dois, sendo o equivalente ao lobo médio a língula.

As vias aéreas (brônquios principais direito e esquerdo) partem da traqueia e ramificam-se por dicotomias sucessivas, dando origem a vias aéreas cada vez mais pequenas [(1)]

O sistema respiratório origina-se como um divertículo ventral médio-ventral da parede da faringe (intestino anterior), imediatamente caudal à eminência hipobrônquica, chamada divertículo respiratório ou esboço de pulmão, em meados da quarta semana (25 somitos). Assim, o epitélio de revestimento interno da laringe, da traqueia e dos brônquios, tal como o dos pulmões, é de origem endodérmica (parenquimatosa). Os componentes cartilaginosos, musculares e de tecido conjuntivo da traqueia e dos pulmões, por outro lado, são derivados do mesoderma asplástico (estroma). [(2)]

Os dois principais componentes do parênquima pulmonar são os brônquios, os bronquíolos (vias aéreas) e os alvéolos. Os alvéolos são revestidos por pneumócitos de tipo 1 e de tipo 2 (granulares); estes últimos produzem surfactante e são o principal componente proliferativo após uma lesão alveolar. [(2)]

As paredes alveolares contêm capilares cuja membrana basal se funde com a do epitélio alveolar para formar uma única membrana capilar alveolar. As principais células do epitélio dos brônquios e dos bronquíolos são as células basais, as células neuroendócrinas (tipo Kulchitsky), as células ciliadas, as células serosas, as células de Clara e as células caliciformes. [1,2]

As células caliciformes e ciliadas diminuem em número à medida que os bronquíolos terminais se aproximam, enquanto o número de células Clara aumenta proporcionalmente. As células Clara têm uma função secretora e representam as principais células progenitoras após lesão bronquiolar. [1,2]

A estrutura microscópica das paredes alveolares (ou septos alveolares) é constituída, desde o sangue até ao ar, pelos seguintes componentes O endotélio capilar e a membrana basal, o interstício alveolar, constituído por fibras elásticas finas, pequenos feixes de colagénio, poucas células semelhantes a fibroblastos, células musculares lisas, mastócitos e células mononucleares pouco frequentes, é mais visível nas porções mais espessas do septo alveolar.[3]

As paredes alveolares não são sólidas, mas são perfuradas por numerosos poros de Kohn, que permitem a passagem de ar, bactérias e exsudados entre alvéolos adjacentes. Macrófagos alveolares, que se encontram normalmente livres no espaço alveolar. [3]

O cancro é um grupo de doenças caracterizadas pela proliferação descontrolada de células geneticamente danificadas. Estas células têm duas caraterísticas fundamentais que as tornam potencialmente perigosas para o organismo. Em primeiro lugar, reproduzem-se sem responder aos mecanismos de regulação e controlo e, em segundo lugar, invadem regiões ou zonas que pertencem a outras células. [4]

O cancro é causado por alterações genéticas adquiridas somaticamente, por vezes associadas à existência de predisposições hereditárias. É uma doença genética que ocorre a nível celular, como resultado da acumulação de mutações nos genes que controlam a divisão e a morte celular. [5]

Estas alterações genéticas são o principal fator de iniciação e são também responsáveis pela progressão do tumor. Os cancros são classificados de acordo com o tecido e o tipo de célula que lhes dá origem.

Os que têm origem em células epiteliais são designados por carcinomas. A grande maioria dos cancros pertence a este grupo (cerca de 90%), que inclui os que afectam muitos dos órgãos internos, incluindo o pulmão. [5]

Na viragem do século XX, o carcinoma do pulmão era uma curiosidade médica. No início deste século, o carcinoma do pulmão era responsável por 1% de todas as mortes, mas esta percentagem aumentou progressivamente e, atualmente, é uma das principais causas de morte por cancro no mundo. A sua frequência relativa também aumentou em relação a outras neoplasias. [6]

O carcinoma do pulmão é atualmente o terceiro cancro mais comum e a principal causa de morte relacionada com o cancro nas Américas, com mais de 324 000 novos casos e quase 262 000 mortes por ano. As taxas mais elevadas de incidência e mortalidade desta doença nas mulheres encontram-se na América do Norte e em Cuba, enquanto as taxas mais baixas se encontram nas Caraíbas. [6]

No pulmão, a maioria dos tumores que surgem são carcinomas broncogénicos (90 a 95 %). Cerca de 5 % são carcinóides brônquicos e 2 a 5 % são tumores mesenquimatosos e diversos. O termo broncogénico indica que a origem destes tumores é o epitélio brônquico e, por vezes, o epitélio bronquiolar. (4)

Se as células tumorais permanecerem agrupadas numa massa sólida isolada e localizada, trata-se de um tumor benigno. Se as células conseguirem sair do tumor, invadir os tecidos adjacentes, passar para a corrente sanguínea, invadir os gânglios linfáticos e formar tumores secundários noutras zonas distantes, trata-se de um tumor maligno ou cancro, propriamente dito. A este processo de disseminação de um tumor para outras regiões chama-se metástase. (4)

De acordo com o relatório de 2019, a incidência de carcinoma do pulmão em Espanha está estimada em 277 234 para este ano, mais 2 % do que em 2015, quando o número de novos casos foi de 247 000. Além disso, a sobrevivência em Espanha continua a aumentar nos últimos tempos, sendo de 53 % aos 5 anos, semelhante à dos países vizinhos. (7)

Se não forem tomadas medidas, prevê-se que, até 2030, o número de pessoas diagnosticadas com carcinoma do pulmão aumente 32%, para mais de 5 milhões de pessoas por ano nas Américas, devido ao envelhecimento da população, à alteração dos estilos de vida e à exposição a factores de risco. (7)

É de salientar que em Cuba o carcinoma do pulmão é a principal causa de morte nas mulheres, mas não nos homens, onde é a segunda principal causa, apenas precedida pelo cancro da próstata, de acordo com o atual anuário estatístico. (7)

Nos últimos anos, o conhecimento biológico de várias doenças oncológicas aumentou, em grande parte graças aos desenvolvimentos tecnológicos que permitiram uma investigação bem sucedida no domínio da genética molecular. [(8)]

Este conhecimento foi transferido para a clínica de tal forma que se estabeleceu uma estreita correlação entre a biologia molecular das neoplasias malignas e o seu comportamento clínico e, além disso, com a possibilidade de terapias personalizadas. [(6)]

O desenvolvimento do cancro implica a presença de várias alterações genéticas nas células; uma única alteração não é suficiente para provocar o cancro. Estas mutações vão-se acumulando nas células somáticas ao longo da vida, pelo que a probabilidade de desenvolver cancro, na maioria dos casos, aumenta consideravelmente com a idade.[(6)]

Para o diagnóstico do carcinoma do pulmão existem múltiplos procedimentos, tanto invasivos como não invasivos, que são utilizados em função do tamanho e da localização do tumor, sendo os mais utilizados a broncoscopia com ou sem técnicas histológicas associadas (escovagem, aspirado brônquico (biópsia brônquica), a tomografia axial computorizada, a biópsia aspirativa por agulha fina e o estudo citológico da expetoração.[(9)]

Fundamentação

O carcinoma do pulmão é um problema de saúde global, com um número anual de mortes estimado em 1,69 milhões, segundo a Organização Mundial de Saúde (OMS), o que faz dele o cancro com o maior número de mortes no mundo. É, por isso, considerado atualmente como uma das principais causas de morte a nível mundial.[(7)]

Por seu lado, Cuba registou 48 617 novos casos de cancro do pulmão em 2019, dos quais 24912 morreram desta doença, o que faz do cancro do pulmão a segunda principal causa de morte no país, apenas precedida pelas doenças cardiovasculares. [10]

No caso da província de Guantánamo, em 2022, foram registadas 969 mortes por carcinoma pulmonar, sendo a segunda principal causa de morte, semelhante à do resto do país. As maiores incidências encontram-se no município de Guantánamo, no Conselho Popular Sul.[10]

Por esta razão, é necessário caraterizar o falecido necrosado com diagnóstico clínico-patológico de carcinoma do pulmão no Hospital Geral de Ensino durante o período do estudo, a fim de facilitar o conhecimento, orientar os procedimentos diagnósticos e proporcionar um acompanhamento ativo, com a intenção de favorecer a qualidade de vida das pessoas com cancro através de acções que facilitem a acessibilidade aos cuidados médicos.

A ocorrência de carcinoma do pulmão não é apenas um problema de saúde, mas também um problema social e económico.

A experiência da autora como residente na especialidade de Anatomia Patológica no Hospital Geral de Ensino "Dr. Agusthino Neto" em Guantánamo, permitiu-lhe realizar pesquisas empíricas durante a sua prática profissional, bem como a sistematização efectuada sobre o tema, que demonstra a existência de insuficiências relacionadas com o seguinte.

Diagnóstico tardio dos doentes com cancro do pulmão, o que resulta numa elevada mortalidade por cancro do pulmão.

Inadequações na recolha da história clínica com uma abordagem holística do doente.

Com base nestas problemáticas, coloca-se o seguinte problema científico: Quais as caraterísticas clinicopatológicas dos óbitos por carcinoma necrótico do pulmão no Hospital Geral de Ensino "Dr. Agostinho Neto" no período de 2017 a 2020?

OBJECTIVOS

Geral:

- Caracterizar os mortos necróticos com um diagnóstico clinicopatológico de carcinoma do pulmão no Hospital Geral de Ensino no período de 2017-2020.

Específico:

- Identificar os factores sócio-demográficos presentes no falecido estudado.
- Determinar o tipo histológico mais frequente.
- Analisar a relação entre o estádio clínico e o tipo histológico.

FUNDAMENTOS TEÓRICOS DA INVESTIGAÇÃO

Definição de carcinoma do pulmão.

Tumor maligno de origem epitelial localizado nos brônquios, bronquíolos e alvéolos, cujo crescimento excede o dos tecidos normais e não está coordenado com eles, e que persiste depois de cessados os estímulos que lhe deram origem.

Epidemiologia do carcinoma do pulmão.

O carcinoma do pulmão ocorre principalmente em pessoas idosas. A maioria das pessoas diagnosticadas tem 65 anos de idade ou mais, sendo que um número muito reduzido de pessoas tem menos de 45 anos de idade.

A idade média das pessoas na altura do diagnóstico é de aproximadamente 70 anos. É mais diagnosticada nos homens do que nas mulheres, embora nos últimos anos se tenha registado um aumento do diagnóstico desta doença nas mulheres. (4)

O desenvolvimento do cancro implica a presença de várias alterações genéticas na célula; uma única alteração não é suficiente para provocar o cancro. Estas mutações vão-se acumulando nas células somáticas ao longo da vida, pelo que a probabilidade de desenvolver cancro, na maioria dos casos, aumenta consideravelmente com a idade. (4)

No carcinoma do pulmão, registaram-se várias alterações epidemiológicas nas últimas décadas. A frequência dos carcinomas associados ao tabaco (carcinoma espinocelular e carcinoma de pequenas células) diminuiu e os adenocarcinomas, que não estão associados ao tabaco, aumentaram significativamente na população feminina, o que está relacionado com mutações genéticas descobertas nos últimos anos. [5]

Etiologia do carcinoma do pulmão

Os factores etiológicos do carcinoma do pulmão incluem o consumo de tabaco, antecedentes familiares ou pessoais de cancro do pulmão. O consumo nocivo de álcool, a obesidade, o baixo consumo de fruta e legumes e a falta de atividade física. [7]

A relação com o consumo de tabaco depende principalmente da quantidade de consumo diário, da tendência para inalar o fumo e da duração do consumo.

Os fumadores desenvolvem alterações atípicas e hiperplasia epitelial. Entre as substâncias cancerígenas encontradas no fumo do tabaco contam-se: (hidrocarbonetos aromáticos policíclicos como o benzo pireno) e agentes promotores como os derivados do fenol. Foram também encontrados elementos radioactivos como: (polónio-210, carbono-14, potássio-40) e outros poluentes como o arsénio, o níquel, os bolores e os aditivos.

Os riscos industriais são outro fator etiológico do carcinoma do pulmão. As radiações, o urânio, o amianto, o níquel, os cromatos, o carvão, o gás, a mostarda, o arsénico, o berílio e o ferro, os trabalhadores dos jornais, as minas de ouro e as pessoas que trabalham com éter de halo são factores etiológicos menos frequentes, mas que, em geral, exercem uma influência muito negativa sobre as pessoas que a eles estão expostas, a contaminação atmosférica pelo radão, sobretudo em locais fechados ou em habitações situadas onde este produto existe no solo. (11)

A observação ocasional de grupos familiares sugere uma predisposição genética, uma vez que a doença ocorre em todas as gerações, mesmo na ausência aparente da influência de factores de risco externos.

Por vezes, o carcinoma do pulmão localiza-se na proximidade de uma cicatriz e é designado por cancro cicatricial. Estes tumores estão principalmente associados a cicatrizes produzidas em áreas de enfartes antigos, corpos estranhos metálicos, feridas e infecções granulomatosas, como a tuberculose. (12)

Classificação do carcinoma do pulmão.

De um modo geral, no carcinoma do pulmão, tal como noutras neoplasias malignas, as classificações histomorfológicas são integradas com conhecimentos biológicos (genéticos, moleculares e imunofenotípicos) e clínicos para desenvolver classificações que façam sentido prático, permitindo a previsão do resultado clínico e um tratamento personalizado, eficaz e curativo.

História de carcinoma do pulmão:

Uma das primeiras classificações do carcinoma do pulmão foi proposta por Marchesani em 1924. Esta classificação dividia o cancro do pulmão em quatro tipos principais, um dos quais era o adenocarcinoma de células ciliadas. Esta classificação manteve-se em vigor durante 25 anos, mas após a Segunda Guerra Mundial, a frequência do cancro do pulmão aumentou acentuadamente e tornou-se um problema de saúde pública. (13)

Em 1967, a Organização Mundial de Saúde (OMS) publicou a sua primeira classificação, após um amplo consenso entre patologistas especialistas, na qual consideravam os seguintes tipos Carcinoma epidermoide, Carcinoma anaplásico de pequenas células, Adenocarcinoma, com os subtipos broncogénico, acinar, papilar e bronquioloalveolar, Carcinoma anaplásico de grandes células, com os subtipos sólido com mucina, sólido sem mucina, de células gigantes e de células claras e o combinado (carcinoma epidermoide e adenocarcinoma).

É de salientar que esta classificação se baseou principalmente nos aspectos morfológicos das neoplasias, mas também nas localizações anatómicas e na evolução clínica.

Em 1981, a OMS publicou uma nova classificação, baseada na anterior, mas com algumas modificações. Entre os tumores epiteliais, foram considerados 8 tipos principais (carcinoma escamoso, adenocarcinoma, carcinoma de pequenas células e carcinoma de grandes células) e foram também descritos 70 pseudotumores da pleura ou do pulmão. Já nesta classificação, é reconhecida a relação entre a evolução clínica e os principais tipos histológicos. [14]

Em 2004, na sequência de uma reunião de consenso realizada em Lyon, a OMS, em consenso com a IASLC (Associação Internacional para o Estudo do Cancro do Almoço), publicou uma classificação oficial, que, nesta ocasião, deu ênfase aos critérios histológicos para as neoplasias epiteliais, embora tenha sido reconhecida a importância dos exames auxiliares em patología. [15]

A classificação da OMS de 2004 define as seguintes neoplasias epiteliais malignas:

- carcinoma de células escamosas e suas variantes (papilar, de células claras, de células pequenas, basalóide)
- Carcinoma de pequenas células e a sua variante combinada.
- Adenocarcinoma e seus tipos (acinar, papilar, bronquioloalveolar, mucinoso e não mucinoso, misto, sólido com produção de mucina, diversas variantes)
- Carcinoma de células grandes e suas variantes (neuroendócrino, combinado, basalóide, tipo linfoepitelioma, células claras com fenótipo rabdoide)
- Carcinoma adenoescamoso.
- Carcinoma sarcomatóide e seus tipos (Pleomórfico, de células fusiformes, de células gigantes, carcinossarcoma, blastoma pulmonar)
- Tumor carcinoide (típico e atípico)
- Tipo de glândulas salivares (mucoepidermóide, adenoide quística, epitelial-mioepitelial)

Para as lesões pré-invasivas, a hiperplasia adenomatosa atípica (AAH) foi definida como uma proliferação localizada de células alveolares com atipia ligeira a moderada, sem inflamação ou fibrose e com uma imagem radiológica caraterística em vidro despolido. A hiperplasia atípica de células endócrinas (DIPNECH) foi definida como a presença de pequenas proliferações multifocais de células neuroendócrinas no epitélio bronquiolar ou bronquioloalveolar, com possível envolvimento do interstício adjacente. (15)

Base para a classificação da OMS do carcinoma do pulmão em 2015.

Dado o conhecimento significativo e em rápida evolução dos mecanismos genéticos e moleculares na patogénese do cancro do pulmão e a sua grande relevância no tratamento desta doença, a OMS propôs uma revisão da classificação, nomeadamente no que diz respeito ao adenocarcinoma.

Três sociedades patrocinaram esta revisão, a ASLC, a ERS e a ATS, e o grupo de investigação foi liderado por William D Travis, Elizabeth Brambilla e Masayuqui Noguchi. As recomendações foram feitas de acordo com os seguintes tópicos. [16]

Descobertas moleculares. A identificação de mutações, translocações e outras alterações genéticas que estão na origem de subgrupos de carcinomas do pulmão (geralmente adenocarcinoma) permitiu a conceção de terapias direcionadas com respostas bem sucedidas. Os genes alterados incluem EGFR, KRAS, ALK, ROS, ERB2, BRAF, MET, etc. e constituem a base atual para a classificação molecular dos carcinomas do pulmão para efeitos de terapias orientadas. Esta classificação não substitui a classificação histológica, mas antes a enriquece.

2. amostras pequenas ou citológicas. Estas baseiam-se na importância de definir um diagnóstico entre adenocarcinoma ou carcinoma escamoso, dado que no primeiro caso pode haver respostas aos inibidores da tirosina quinase (TKI) ou a determinados medicamentos como o pemetexed e no segundo caso pode haver uma grande toxicidade de agentes como o bevacizumab. Para tal, recomenda-se a utilização de marcadores

imunohistoquímicos (IHC), embora de forma limitada (TTF1 e NAPSIN-A para o adenocarcinoma e P40 para o carcinoma escamoso). As recomendações são as seguintes:

Para amostras pequenas ou citológicas, recomenda-se que os carcinomas do pulmão de células não pequenas (NSCLC) sejam classificados como adenocarcinoma ou carcinoma de células escamosas sempre que possível. Nestes casos, recomenda-se que o termo NSCLC seja muito limitado e utilizado apenas quando não tiver sido possível chegar a um diagnóstico específico por morfologia ou IHC.

3. Recomendações para o adenocarcinoma. Foram feitas recomendações: não utilizar o termo bronquioloalveolar, porque os seus critérios de diagnóstico correspondem ao adenocarcinoma in situ (AIS), uma designação apropriada para estas lesões. Para os adenocarcinomas solitários com um padrão lipídico puro (anteriormente BAC) com mais de 3 cm, recomenda-se o termo AIS.

A ressecção cirúrgica completa destas lesões é 100% curativa. A grande maioria dos AIS não é mucinosa. Para o adenocarcinoma solitário focal (maior do que 3 cm), com padrão lipídico predominante e focos invasivos microscópicos de 0,5 cm ou menos, recomenda-se o novo termo adenocarcinoma minimamente invasivo (AIM).

Estes doentes têm uma sobrevivência livre de doença próxima dos 100% se for efectuada uma ressecção completa da neoplasia. A maioria destes tumores não é mucinosa.

Para o adenocarcinoma invasivo, sugere-se a subtipagem de acordo com os seus padrões histológicos, de uma forma semi-quantitativa, em incrementos de 5% e a escolha de um único padrão predominante. Recomenda-se que a percentagem de subtipos seja comunicada.

Em doentes com adenocarcinomas múltiplos, sugere-se a subtipagem histológica em comparação com a amostra complexa heterogénea de padrões histológicos para determinar se o tumor é metastático ou um primário isolado, metacrónico ou síncrono. No caso do adenocarcinoma não mucinoso, anteriormente classificado como subtipo misto, em que o subtipo predominante consiste num antigo BAC não mucinoso, recomenda-se a utilização do termo adenocarcinoma predominantemente lipídico e a descontinuação do termo subtipo misto.

No adenocarcinoma inicial, recomenda-se a adição de adenocarcinoma predominantemente micropapilar como subtipo principal, quando aplicável, uma vez que este tem um mau prognóstico. Para os adenocarcinomas anteriormente classificados como BAC mucinoso, recomenda-se a sua separação do adenocarcinoma anteriormente denominado BAC não mucinoso e, dependendo da extensão do crescimento, lipídico ou invasivo, a sua classificação como AIS mucinoso, MIA mucinoso ou, para tumores abertamente invasivos, adenocarcinoma invasivo.

De acordo com o exposto, o adenocarcinoma in situ é definido como uma lesão em que o único padrão de crescimento das células tumorais é ao longo das paredes alveolares, sem invasão do interstício. Os outros padrões de crescimento são os relacionados com o adenocarcinoma invasivo, que mantém os três padrões de classificação da OMS de 2004 (acinar, papilar, sólido), mas acrescenta, como já foi referido, o micropapilar. Uma grande proporção de adenocarcinomas ressecados apresenta pelo menos dois padrões diferentes.

A nova classificação reconhece o subtipo entérico, com caraterísticas histomorfológicas e imuno-histoquímicas semelhantes ao primário intestinal, e descarta os tipos anel de sinete e células claras, uma vez que correspondem mais a variantes citológicas que podem ser observadas em subtipos de adenocarcinoma. [(17)]

1. Carcinoma de células escamosas.

Neste tipo de carcinoma, os subtipos considerados na classificação anterior (papilar, de células claras e de células pequenas) foram descartados devido à sua baixa relevância clínica e às dificuldades em defini-los adequadamente.

O tipo basalóide é mantido devido ao seu impacto prognóstico desfavorável. Embora não sejam frequentes, foram identificadas algumas alterações moleculares que podem ser relevantes para uma terapia direcionada, como a amplificação do FGFR1 (20% dos casos) e PI3K (8%), mutações DDR2 (3%) e FGFR3 (1%). A importância da utilização de IHC para o diferenciar do adenocarcinoma em casos pouco diferenciados (P40, TTF1, NAPSIN-A) foi salientada pelas razões acima referidas.

2. Tumores neuroendócrinos.

Dadas as diferenças clínicas, epidemiológicas, moleculares e genéticas entre os tumores carcinóides e os carcinomas neuroendócrinos, estas neoplasias são mantidas separadas. São considerados dois tipos de carcinoma neuroendócrino: de células pequenas e de células grandes.

Embora ambas tenham certas semelhanças moleculares e epidemiológicas, ainda não se justifica a sua integração numa única entidade. A hiperplasia difusa idiopática das células neuroendócrinas pulmonares é descrita como uma lesão pré-invasiva.

3. Carcinoma de células grandes e carcinoma sarcomatóide.

O carcinoma de células grandes perde a diferenciação morfológica e imunofenotípica da linhagem escamosa ou glandular, pelo que corresponde a um carcinoma indiferenciado. O carcinoma sarcomatóide é um termo genérico para os carcinomas pleomórficos, de células fusiformes, de células gigantes, carcinossarcoma e blastoma pulmonar.

4. Carcinoma de nozes.

Este carcinoma raro é uma neoplasia pouco diferenciada associada a um rearranjo cromossómico no gene NUT. Trata-se de uma translocação entre este gene (NUTM1), localizado no cromossoma 15p14, e outros genes como o BDR4 e o BDR3. Ocorre em todas as idades, mas é mais frequente em crianças ou adultos jovens.

Classificação atual do carcinoma do pulmão OMS 2015 (adenocarcinoma)

Neoplasia maligna epitelial com diferenciação glandular (18)

a. Lépido: constituído por pneumócitos de tipo II. Cresce ao longo da superfície das paredes alveolares, com áreas invasivas de mais de 5 mm.

b. Acinar: estrutura glandular com um lúmen central rodeado por células tumorais.

c. Papilar: crescimento papilar de células neoplásicas glandulares ao longo de um núcleo fibrovascular.

d. Micropapilar: crescimento em pequenos ninhos papilares sem núcleo fibrovascular.

e. Sólido: padrão predominante sem evidência de padrão lépido, acinar, papilar ou micropapilar. Se o padrão sólido for de 100%, deve haver pelo menos 5 ou mais células produtoras de mucina por dois campos de alta potência, comprovado por coloração histoquímica.

f. Mucinoso invasivo: corresponde ao anteriormente denominado CBC mucinoso com morfologia de células colunares ou caliciformes com abundante mucina intracitoplasmática. Para além do padrão lépido, pode também apresentar-se com outros padrões.

g. Coloide: apresenta mucina abundante que substitui os espaços aéreos.

h. Fetal: estrutura histológica que se assemelha ao tecido pulmonar fetal. Pode ser do tipo alto ou baixo grau.

i. Entérico: estrutura histológica semelhante ao adenocarcinoma colorrectal.

j. Adenocarcinoma minimamente invasivo: adenocarcinoma solitário, de tamanho igual ou inferior a 3 cm, com um padrão lépido, predominantemente não mucinoso e invasivo até 5 mm de dimensão máxima.

k. Lesões pré-invasivas: hiperplasia adenomatosa atípica: proliferação atípica localizada de pneumócitos de tipo II ou células claras, até 0,5 cm de maior dimensão.

Adenocarcinoma in situ: adenocarcinoma localizado, geralmente não mucinoso, até 3 cm de dimensão máxima, que cresce ao longo de estruturas alveolares pré-existentes, num padrão lepídico puro, sem invasão estromal ou vascular.

Factores de prognóstico no carcinoma do pulmão.

Inclui a localização, o diâmetro do tumor, a presença ou ausência de metástases regionais e à distância, e o estádio clínico em que é efectuado o diagnóstico, a ressecabilidade e a administração de quimioterapia. [(19)]

Histologia do carcinoma do pulmão.

As caraterísticas histológicas estão de acordo com a histogénese e a diferenciação celular: [3]

- Carcinoma escamoso. Formação de glóbulos córneos, presença de pontes intercelulares e queratinização celular individual, caraterística de anaplasia com mitoses atípicas frequentes. Metástase para gânglios linfáticos, cérebro, pulmão, fígado, etc. É a variedade mais relacionada com o tabagismo.

- Carcinoma indiferenciado de pequenas células: caracterizado pela presença de células de tipo linfocitóide, fusiformes e, nalguns casos, poligonais de grandes dimensões.

- Adenocarcinoma. Caracteriza-se pela formação de estruturas glandulares com diferentes graus de diferenciação. Podem ser observadas outras variedades com formação de papilas, que são as papilares, e com secreção de muco, que são as produtoras de muco.

Os carcinomas indiferenciados de células grandes surgem frequentemente de um carcinoma escamoso ou de um adenocarcinoma que se tornou indiferenciado, no qual estão presentes células grandes e gigantes.

Estadiamento do carcinoma do pulmão.

O cancro do pulmão de não pequenas células é estadiado de acordo com um sistema bastante complexo conhecido pela sigla TNM. Este sistema permite, em primeiro lugar, distinguir os doentes curáveis dos não curáveis e, em segundo lugar, calcular a probabilidade de cura. [(20)]

T refere-se ao tamanho do tumor. Tx (citologia positiva nas secreções brônquicas, mas não observável na radiografia do tórax, na TAC ou na broncoscopia) É classificado entre T1 e T4, consoante o tumor seja maior ou envolva estruturas próximas importantes, como os brônquios principais, as artérias ou o coração.

- T0 Sem evidência de tumor primário.
- Tis: Carcinoma in situ.
- T1: Tumor com 3 cm ou menos de maior diâmetro, rodeado por pulmão ou pleura visceral e sem evidência broncoscópica de invasão mais proximal do que o brônquio lobar.

- T2: Tumor com qualquer uma das seguintes caraterísticas em relação ao tamanho ou extensão: (mais de 3 cm de diâmetro máximo, envolvendo o brônquio principal a 2 cm ou mais da carina principal, invadindo a pleura visceral, associado a atelectasia ou pneumonite obstrutiva que se estende à região hilar mas não envolve um pulmão inteiro).

- T3: Tumor de qualquer dimensão que invade diretamente qualquer um dos seguintes locais: parede torácica (inclui tumores do sulco superior), diafragma, pleura mediastínica ou pericárdio parietal; ou tumor no brônquio principal a menos de 2 cm da carina principal (1), mas sem envolvimento da carina principal; ou atelectasia ou pneumonite obstrutiva associada de todo o pulmão.

- T4: Tumor de qualquer dimensão que invada um dos seguintes locais: mediastino, coração, grandes vasos, traqueia, esófago, corpo vertebral, carina; nódulo(s) tumoral(ais) separado(s) do tumor original no mesmo lobo; tumor com derrame pleural maligno.

N indica se os gânglios linfáticos próximos estão ou não afectados. Nx (Os requisitos mínimos para o acesso aos gânglios regionais não estão preenchidos) (N0) significa que não estão. O envolvimento dos gânglios é um fator de prognóstico muito importante que é classificado de N1 a N3. Para saber se os gânglios linfáticos mais centrais do tórax, na região mediastínica, estão ou não envolvidos. Geralmente, o envolvimento do mediastino significa que o tumor é inoperável.

- N0: Sem metástases nos gânglios linfáticos regionais.
- N1: Metástases nos gânglios peribrônquicos e/ou hilares ipsilaterais, incluindo extensão direta.
- N2: Metástases nos nódulos mediastínicos e/ou subcarinais ipsilaterais.
- N3: Metástases nos gânglios mediastínicos contralaterais, hilares contralaterais, escalenos ou supraclaviculares (ipsi ou contralaterais).

M indica a presença ou ausência de metástases.

- MX: A presença de metástases à distância não pode ser avaliada.
- M0: Sem metástases à distância.
- M1: Metástases à distância, incluindo nódulo(s) tumoral(ais) num lobo ipsilateral contralateral diferente.

Classificação dos estádios

- Tx oculto N0 M0
- Estádio 0 Tis N0 M0
- Estadio IA T1 N0 M0
- Estadio IB T2 N0 M0
- Estadio IIA T1 T1 N1 M0
- Estadio IIB T2 N1 M0 / T3 N0 M0

- Estadio IIIA Estadio IIIA T1-3 N2 M0 / T3 N1 M0
- Estadio IIIB Estadio IIIB T4 N0-3 M0 / T1-3 N3 M0
- Estádio IV T1-4 N0-3 M1.

O raro tumor superficial de qualquer tamanho com o componente invasivo limitado à parede brônquica, que pode estender-se proximalmente ao brônquio principal, também é classificado como T1.

A maioria dos derrames pleurais associados ao cancro do pulmão são devidos ao tumor. No entanto, há alguns doentes em que vários estudos citopatológicos do líquido pleural são negativos para tumor.

Nestes casos, o líquido não é hemático e não é um exsudado. Quando estes elementos e o juízo clínico indicam que o derrame não está relacionado com o tumor, o derrame deve ser excluído como elemento de classificação e o doente deve ser considerado como T1, T2 ou T3.

Os grandes vasos (T4) são: Aorta, veia cava superior, veia cava inferior, tronco da artéria pulmonar, segmentos intrapericárdicos do tronco da artéria pulmonar direita ou esquerda, segmentos intrapericárdicos das veias pulmonares superiores ou inferiores, direita ou esquerda.

Comentários adicionais sobre a classificação clínica (pré-toracotomia) (AJCC-UICC-1993; SEPAR-1998)

Os doentes com derrame pleural maligno, ou seja, com citologia positiva para cancro ou clinicamente relacionada com a neoplasia subjacente, são codificados como T4.

O derrame pericárdico é classificado da mesma forma que o derrame pleural. O envolvimento direto do pericárdio parietal é classificado como T3; o envolvimento do pericárdio visceral é classificado como T4.

A paralisia das cordas vocais (resultante do envolvimento do ramo recorrente do nervo vago), a obstrução da veia cava superior ou a compressão da traqueia ou do esófago podem estar relacionadas com a extensão direta do tumor primário ou com o envolvimento nodal. As opções terapêuticas e o prognóstico associados a estas manifestações de extensão da doença enquadram-se na categoria T4-estadio IIIb; por conseguinte, recomenda-se uma classificação T4. Se o tumor primário for periférico e não estiver claramente relacionado com a paralisia das cordas vocais, a obstrução da veia cava superior ou a compressão da traqueia e do esófago, é adequada a classificação nodal de acordo com as regras estabelecidas.

A invasão do nervo frénico, que indica invariavelmente uma extensão direta do tumor primário, é classificada como T3. Os focos de tumor pleural que não estão em continuidade com o tumor primário devem ser considerados como T4.

Uma lesão descontínua fora da pleura parietal na parede torácica ou no diafragma deve ser considerada como M1. Os tumores periféricos que invadem diretamente a parede torácica e as costelas são classificados como T3.

CONCEPÇÃO METODOLÓGICA

Tipo de estudo: Para atingir os objectivos de investigação propostos, foi realizado um estudo descritivo transversal retrospetivo.

População e amostra

A população em estudo representa o conjunto de indivíduos que se pretende estudar e que reúnem determinadas caraterísticas. A amostra do estudo é o subconjunto da população que está a ser estudada com caraterísticas específicas, a fim de tirar conclusões dessa população.

A população era constituída por 155 falecidos com um diagnóstico de carcinoma do pulmão na necrópsia, a amostra foi selecionada por amostragem não probabilística intencional, tendo em conta os critérios de inclusão e exclusão, e era constituída por 114 falecidos necropsiados com um diagnóstico histológico de carcinoma do pulmão antes da morte.

Critérios de inclusão

- Falecidos com carcinoma do pulmão submetidos a autópsia no HGD
- A morte ocorreu no período de janeiro de 2017 a dezembro de 2020.
- Diagnóstico histológico de carcinoma do pulmão antes da morte.

Critérios de exclusão

- Falecido com carcinoma do pulmão não necrosado.
- Documentação que não contém todos os dados necessários para a investigação.
- Falecido com um diagnóstico de carcinoma do pulmão secundário ou metastático.

Operacionalização das variáveis.

As variáveis são as diferentes formas ou manifestações de uma determinada caraterística ou fenómeno"; no contexto da investigação, uma variável é um facto, um fenómeno que pode assumir diferentes formas, manifestações ou valores.

As variáveis foram operacionalizadas da seguinte forma:

- Variável de grupo etário: variável discreta, independente e quantitativa. É um intervalo ou conjunto de idades, formado por pessoas que partilham a mesma idade ou momento vital, com interesse estatístico ou académico. Calcular os anos a partir da data de nascimento

Escala de classificação: Escalar. Operacionalizada em três grupos

- Grupo 1. Dos 20 aos 50 anos de idade
- Grupo 2. De 51 a 81 anos de idade
- Grupo 3. Mais de 81 anos de idade

Expressão final da variável: Considerada de acordo com a data de nascimento descrita no registo médico.

- Variável: caraterísticas sociodemográficas: qualitativa, nominal, discreta, politómica, independente. Trata-se das caraterísticas gerais de um grupo populacional. Estas caraterísticas moldam a identidade dos membros deste grupo.

As variáveis foram operacionalizadas da seguinte forma: residência (urbana ou rural), tabagismo (sim ou não), história familiar de carcinoma do pulmão (sim ou não), ocupação (trabalhador, estudante, reformado, dona de casa ou desempregado).

1. Residência (qualitativa nominal dicotómica discreta qualitativa dicotómica, independente)

- Categorias: urbano, rural.

  ✓ Urbanas: são aquelas onde se situam a cidade, as grandes vilas ou as áreas metropolitanas. A densidade populacional é mais elevada, com um mínimo de 2.500 habitantes, e caracteriza-se pelo desenvolvimento de uma economia diversificada, centrada nos sectores secundário e terciário.

  ✓ Rural: adjetivo utilizado para indicar o que está relacionado com o campo e com os trabalhadores agrícolas e pecuários. Caracteriza-se por ter um número menor de habitantes em relação ao seu espaço geográfico, que é geralmente maior. Desenvolvimento da economia primária.

Expressão final da variável: local de residência no momento do diagnóstico.

2. Tabagismo: Qualitativo discreto dicotómico qualitativo discreto dicotómico qualitativo, independente. É o uso habitual de qualquer produto do tabaco. É um comportamento aprendido pelo indivíduo.

- Categorias: sim, não.

Expressão final da variável: é considerado se o doente era ou não fumador no momento do diagnóstico.

3. APF do cancro do pulmão Qualitativa nominal dicotómica discreta dicotómica independente)

É o registo de carcinoma do pulmão em parentes biológicos de um indivíduo, tanto vivos como mortos. É a predisposição ou suscetibilidade genética que influencia o fenótipo de um organismo individual, ou de uma determinada espécie.

- Categorias: sim, não.

Expressão final da variável: é considerada a presença ou ausência da variável tal como descrita na história clínica.

4. Ocupação: qualitativa qualitativa nominal discreta politómica, independente.

É o tipo ou espécie de trabalho efectuado com especificação de funções.

- Categorias: (Trabalhador, estudante, reformado, dona de casa ou desempregado).

  ✓ Trabalhador: uma pessoa singular que realiza trabalho pessoal subordinado para outra pessoa singular ou colectiva.

- ✓ Estudante: uma pessoa que estuda num estabelecimento de ensino.
- ✓ Pensionista: uma pessoa que atingiu o estatuto de reformado ou de pensionista.
- ✓ Dona de casa: Uma dona de casa é uma pessoa cuja principal ocupação é o agregado familiar, que se dedica tanto ao trabalho reprodutivo como ao trabalho doméstico não remunerado.
- ✓ Desocupado: uma pessoa que está inativa. Que está vazio de coisas ou livre para ser utilizado por alguém.

Expressão final da variável: é considerada a presença ou ausência da variável tal como descrita na história clínica.

- Variável Tipo histológico (qualitativo nominal discreto politómico qualitativo, independente).

A identificação de uma doença através do exame de células ou tecidos ao microscópio.

As variáveis foram operacionalizadas da seguinte forma:

- Categorias:
  - ✓ carcinoma de células escamosas
  - ✓ adenocarcinoma
  - ✓ carcinoma de pequenas células
  - ✓ carcinoma de grandes células

- ✓ carcinoma adenoescamoso (misto)
- ✓ carcinoma sarcomatóide
- ✓ tumor carcinoide

Expressão final da variável: considerada conforme descrito na história clínica e no protocolo de necropsia.

- Estágio clínico variável do carcinoma do pulmão. Qualitativa, discreta, independente, politómica, nominal.

É o período ou fases de desenvolvimento de uma lesão maligna num indivíduo, com caraterísticas próprias, que o diferenciam de outros períodos de desenvolvimento.

- Categorias:
  - ✓ Tumor
  - ✓ gânglios linfáticos regionais
  - ✓ metástases à distância.

As variáveis foram operacionalizadas da seguinte forma:

- Categorias: I, II, III, IV

Expressão final da variável: De acordo com a classificação TNM. É considerado como descrito na história clínica.

Aspectos éticos

Os nomes dos pacientes, as suas iniciais e os números que lhes foram atribuídos na necropsia não foram incluídos, a fim de proteger a confidencialidade das informações. As informações foram utilizadas apenas para fins científicos.

Fases do inquérito:

A investigação foi dividida em duas fases: a fase de diagnóstico ou de recolha de informações e a fase de avaliação final.

Fase de diagnóstico: Para a realização desta primeira fase, foi informado o chefe do serviço de Anatomia Patológica e solicitada autorização para aceder aos protocolos de necropsia dos anos incluídos no estudo e obter a população e amostra do estudo, e o chefe do serviço de arquivo para recolher a informação dos processos clínicos.

Fase de avaliação final

Os dados primários recolhidos e registados em tabelas e gráficos foram distribuídos de acordo com a operacionalização das variáveis acima propostas, os resultados foram avaliados, analisados e discutidos, e as conclusões alcançadas.

Métodos

Métodos empíricos

- Análise documental: foi efectuada uma revisão das histórias clínicas, do registo oncológico e do registo de óbitos, a fim de obter os dados necessários para a investigação.

Métodos teóricos

- Histórico-lógico para a análise de literatura e documentação especializadas, com o objetivo de examinar o contexto histórico que caracteriza o objeto de estudo até aos dias de hoje.
- Dedutivo-indutivo: para inferir a partir dos resultados obtidos na investigação, bem como para reagrupar todas as informações obtidas e especificar o estado atual do problema e o seu comportamento.
- Análise e síntese: permitiu estudar a influência de cada variável.

Técnicas e procedimentos

Técnica de obtenção de informações

No Hospital Geral Universitário "Dr. Agostinho Neto", procedeu-se à análise dos documentos necessários (histórias clínicas e relatórios de autópsia) e a uma extensa e actualizada revisão do tema na rede eletrónica disponível para profissionais de saúde (Infomed), no Google Scholar e na bibliografia disponível.

Posteriormente, procedeu-se à recolha dos dados de cada ficheiro pessoal, de acordo com a ficha de preenchimento previamente elaborada e a operacionalização das variáveis, de forma a obter os dados primários.

Técnicas de análise e tratamento

Todos os dados recolhidos foram transferidos para uma folha de registo e o inquérito foi utilizado como guia para a recolha de informações.

Foi utilizada como medida de síntese de variáveis quantitativas em número e percentagem.

Análise e tratamento

A informação captada através deste estudo tem variáveis nominais agrupadas em categorias, sempre que possível mutuamente exclusivas, para apresentação adequada em forma de tabela ou gráfico.

Os meios de análise utilizados foram os determinados pela estatística descritiva. Estes dados foram apresentados em tabelas gráficas, discutidos através da comparação com os resultados de outros autores publicados nas referências bibliográficas, obtidos através de pesquisas electrónicas, utilizando técnicas informáticas (revistas electrónicas, MEDLINE, LILACS, GOOGLE, HINARIS, etc.), processadas através dos programas Microsoft Word e Epi info. Foram elaboradas conclusões e emitidas recomendações.

ANÁLISE E DISCUSSÃO DOS RESULTADOS

O carcinoma do pulmão é um grave problema de saúde e uma das principais causas de mortalidade a nível mundial. Embora a doença seja frequentemente considerada um problema do primeiro mundo, na realidade mais de metade de todos os tumores malignos são registados em países em desenvolvimento, onde os recursos disponíveis para a prevenção, o diagnóstico e o tratamento são limitados.

O carcinoma do pulmão é atualmente o terceiro tipo de cancro mais comum e a principal causa de morte nas Américas, com 324.000 novos casos e cerca de 262.000 mortes por ano. Na população masculina, as taxas de incidência e mortalidade são mais altas em países como Uruguai, Estados Unidos e Cuba, e mais baixas na América Central e Bolívia. De acordo com as projecções, em 2030 haverá mais de 541.000 novos casos e cerca de 445.000 mortes por cancro do pulmão nas Américas.[(21)]

Distribuição de acordo com o grupo etário.

O carcinoma do pulmão ocorre principalmente em pessoas idosas. A maioria das pessoas a quem é diagnosticado um carcinoma do pulmão tem idade igual ou superior a 65 anos, havendo um número muito reduzido de pessoas com menos de 45 anos. A idade média das pessoas aquando do diagnóstico é de aproximadamente 70 anos, valores comunicados pela OMS e consistentes com a maioria dos países [(21)]

Tabela 1. Distribuição de acordo com a faixa etária. Caracterização clinicopatológica dos pacientes falecidos com carcinoma necrótico de pulmão no Hospital Geral Docente Agustino Neto.2017-2020.

	Grupo etário	Número	%
	Grupo 1 (20-50)	4	3.5
	Grupo 2(51-81)	63	55.3
	Grupo 3(+ 81)	47	41.2
Total		114	100

Fonte: Protocolos de necropsia.

Neste estudo, a faixa etária com maior número de óbitos foi entre 51 e 81 anos com 63 óbitos para 55,3%, seguida pela faixa etária acima de 81 anos com 47 óbitos para 41,2%. (Tabela 1)

De acordo com as estimativas da ONU para 2019, a população com 65 anos ou mais representará 11,6 % do total, e a população com 60 anos ou mais 16,3 %, o que faz de Cuba o segundo país mais envelhecido da América Latina, a seguir ao Uruguai. Ao mesmo tempo, ao longo das décadas, registou-se uma diminuição progressiva da população dos 0 aos 14 anos, que representa 18,2 %. A idade média da população é de 37,3 anos, com cerca de 38 anos para as mulheres e 36,6 para os homens. [(22)]

Estudos recentes confirmaram que, no ano 2025, a ilha será o país mais envelhecido da região e um dos 25 países mais envelhecidos do mundo. Na região, Cuba, juntamente com a Argentina, o Chile e o

Uruguai, faz parte do grupo de países com uma transição demográfica avançada, caracterizada por populações com taxas de natalidade e mortalidade moderadas ou baixas, o que se traduz numa baixa taxa de crescimento natural de cerca de 1%.[22]

Em Cuba, o cancro constitui um dos problemas mais relevantes para a saúde pública. No período estudado, os tumores malignos foram a segunda causa de morte em Cuba em todas as idades, no ano de 2017 com 25232 casos com uma taxa de 224,4%, números que aumentaram até o ano de 2020 com números de 26289 casos para uma taxa de 234,7%, com predominância sempre na faixa etária acima de 40 anos de idade. Com valores muito mais elevados no caso dos maiores de 60 anos, com 19894 pessoas [9]

Comportamento semelhante é apresentado na província de Guantánamo onde os tumores malignos são a segunda causa de morte no período em estudo com uma média de 866 casos para uma taxa de 22,41%, com predominância na faixa etária acima dos 40 anos e especificamente acima dos 60 anos com 681 casos para uma taxa de 78,63%.[9]

Os cancros mais frequentemente diagnosticados nos homens são o da próstata (21,7%), o do pulmão (9,5%) e o colorrectal (8,0%). Nas mulheres, os cancros mais frequentes são o da mama (25,2%), o do pulmão (8,5%) e o colorrectal (8,2%), mas o carcinoma do pulmão é o que apresenta a taxa de mortalidade mais elevada. [9,10]

O Dr. Roberto Gonzales, do Hospital do Sistema Público de Saúde do Chile, que realizou um estudo descritivo de carateriização, estadiamento e sobrevivência em falecidos com cancro do pulmão entre 2010 e 2019, em que o maior número da sua amostra estudada na distribuição etária foram os maiores de 61 anos com 61,4%. [23]

A Dra. Adriana Cabo García y coletivo, do hospital geral de ensino "Dr. Juan Bruno Zayas Alfonso, Santiago de Cuba", realizou um estudo descritivo sobre aspectos clínicos e epidemiológicos em pacientes com cancro do pulmão em 125 pacientes, no período de 2015 a 2016 e neste estudo o maior número de pacientes estava na faixa etária entre 51-69 anos (90 pacientes para 72,0%). [(24)]

No estudo efectuado por Odalis Machandi Thomas, sobre a caraterização demográfica da província de Guantánamo de 2013 a 2017, foi demonstrado que a província de Guantánamo tem mais de 15% da população com 60 anos e mais, em relação ao total. [(25)]

Ao analisar as informações acima, pode-se destacar que o risco de carcinoma do pulmão aumenta com o aumento da idade, o que é muito importante, dado o envelhecimento da população atual, que coincide com o aumento do diagnóstico de carcinoma do pulmão e da sua elevada mortalidade no período em estudo.

Distribuição de acordo com as caraterísticas sócio-demográficas.

As caraterísticas sociodemográficas são as caraterísticas gerais de um grupo populacional. Estas caraterísticas moldam a identidade dos membros deste grupo populacional.

O estudo sócio-demográfico permite conhecer a estrutura e a dinâmica de uma população, bem como identificar os recursos necessários para a projeção de planos de desenvolvimento e de acções futuras que, por sua vez, melhorem o bem-estar da população de um determinado território. É, portanto, essencial estudar as variáveis demográficas para caraterizar a amostra estudada e determinar a inter-relação entre ela e o seu próprio desenvolvimento.

Tabela 2. DISTRIBUIÇÃO de acordo com as caraterísticas sócio-demográficas.

		Número	**Percentagem**
Residência	Rural	18	15.8
	Urbana	96	84.2
Fumar	Sim	8	7.0
	Não	106	93
APF do carcinoma do pulmão	Sim	10	8.8
	Não	104	91.2
Ocupação	Trabalhador	77	67.51
	Reformado	28	24.6
	Estudante	--	--
	Dona de casa	7	6.14
	Desempregado	2	1.75

Fonte: Registos médicos.

Este estudo analisou o comportamento das variáveis sociodemográficas (residência, hábitos tabágicos, história patológica familiar de carcinoma do pulmão e ocupação) nos necropsiados falecidos no Hospital Geral Universitário, no período de 2017 a 2020, com carcinoma do pulmão já diagnosticado antes do óbito e a relação entre eles.

Residência

A população do país está distribuída em cidades e vilas de carácter urbano; as províncias com os índices de urbanidade mais baixos são Las Tunas (62,2 %) e Guantánamo (60,5 %), enquanto 100 % da população da província de Havana é urbana, seguida de Matanzas com 82,2 %. O município de Maisí é o mais rural 91,59 % em 2019. [10]

Observou-se neste estudo que 84,2% das pessoas que morreram de carcinoma do pulmão eram de zonas urbanas (município de Guantánamo) e apenas 15,8% eram de zonas rurais (Tabela 2). O período estudado em Cuba coincide com a maior incidência de mortes em zonas urbanas com 88.174 casos para uma taxa de 83,03% e com o número de habitantes da zona urbana da província de Guantánamo.[9]

Apesar da percentagem de população urbana, a população rural distribui-se praticamente por todos os municípios, concentrando-se em alguns que constituem áreas de especial interesse. Existem 32 (19 %) municípios com mais de 50 % da sua população em zonas rurais e, como caraterística histórica, a sua maior concentração encontra-se nas províncias montanhosas orientais de Guantánamo, Granma e Santiago de Cuba, por esta ordem.[9,10]

No entanto, percentagens muito elevadas de população rural encontram-se nos municípios das planícies do oeste e do centro-leste do país. São disso exemplo os municípios tabaqueiros contíguos do extremo sudoeste da ilha de Cuba, San Juan y Martínez e San Luis, com 65,46% e 75,74% de população rural, respetivamente, e os também contíguos municípios de Najasa, com 78,95%, e Jimaguayú, com 83,70%, na província de Camagüey. [9,10]

Tendo em conta a informação publicada no Anuário Estatístico de Guantánamo 2019, a população no período estudado foi de 227112 em média e a sua distribuição segundo o local de residência foi de 110074,8 na zona urbana e 8778 na zona rural em média, sendo evidente que a maior população segundo a distribuição territorial na província de Guantánamo se encontra na zona urbana no período estudado. (9)

Alexei Santana Galano, a Dra. Soraya Teherán Plumier, entre outros, realizaram um estudo sobre a mortalidade por cancro na população adulta de Baracoa, em 4234 pacientes, onde o cancro do pulmão continua a ser a neoplasia mais letal no período de 2001 a 2010, afectando também significativamente os adultos intermedios. (26)

O Dr. Alfredo Rousseaux Modesí, Leonel Blanco García e outros, realizaram um estudo de investigação sobre a mortalidade por tumores malignos na policlínica 4 de abril no município de Guantánamo em 2013, com o objetivo de caraterizar o comportamento da mortalidade por tumores malignos nesta área de saúde, com uma população de 327 falecidos e entre os tumores mais frequentes estavam o cancro do pulmão e da próstata, com necropsias realizadas e diagnósticos confirmados. A maioria tinha mais de 60 anos de idade, com tendência a aumentar com o passar dos anos durante o período estudado. (27)

Fumar

O tabagismo é um dos principais factores de risco que predispõem ao carcinoma do pulmão. Nos Estados Unidos, o tabagismo está associado a 80-90% das mortes por carcinoma do pulmão. A utilização de produtos do tabaco, como charutos e cachimbos, também aumenta o risco de carcinoma do pulmão. (4)

O risco aumenta com o aumento da idade e com o número de cigarros fumados por dia. Deixar de fumar em qualquer idade diminui o risco de carcinoma do pulmão.

O fumo passivo e os produtos químicos nocivos dos cigarros são causas conhecidas de doenças cardiovasculares, acidentes vasculares cerebrais e cancro do pulmão em adultos não fumadores.

É de salientar que na amostra estudada, os mais afectados foram os falecidos não fumadores, com uma percentagem de 93%, não coincidindo com outras investigações que foram encontradas, nem com as referidas neste texto. Isto faz-nos refletir sobre quais os factores etiológicos e demográficos mais notórios na amostra estudada que predispuseram ao carcinoma do pulmão (Tabela 2). (Tabela 2).

Cuba é o primeiro consumidor de cigarros per capita do continente americano e apresenta uma taxa de incidência muito elevada, tanto para os homens como para as mulheres, que, no caso das mulheres, se compara favoravelmente com os valores internacionais. Em geral, 60% dos homens e 40% das mulheres fumadores consomem mais de 20 cigarros por dia. [(28)]

A Dra. Adriana Cabo García, do Hospital Geral de Ensino "Dr. Juan Bruno Zayas Alfonso, Santiago de Cuba", realizou um estudo em que o maior número de doentes eram fumadores, 122 para 97,6%, dos quais 73,8% consumiam mais de 20 cigarros por dia e 89,3% fumavam há mais de 30 anos antes do diagnóstico. [(24)]

História patológica familiar de carcinoma do pulmão

O papel dos factores hereditários é menos bem compreendido no cancro do pulmão do que noutros tipos de cancro. Embora não exista uma alteração genética conclusiva que defina o risco de cancro do pulmão, numerosos estudos sugerem que os familiares em primeiro grau têm um risco acrescido de desenvolver cancro do pulmão.

Nos factores analisados neste estudo, os falecidos mais afectados foram os não fumadores e os que não tinham história familiar de carcinoma do pulmão, com uma percentagem de 93% e 91,2%, respetivamente.

Uma meta-análise de 28 estudos de caso-controlo e 17 estudos de coortes observacionais mostrou um risco acrescido de cancro do pulmão associado ao facto de se ter um familiar afetado (risco relativo 1,8, IC 95% 1,6-2,0). O risco era mais elevado nos familiares com parentes diagnosticados com cancro do pulmão numa idade precoce e com múltiplos familiares afectados.[(29)]

Outros estudos encontraram um risco menor, mas ainda significativo, de cancro do pulmão em parentes de segundo e terceiro grau, especialmente quando associado a outros factores ambientais, como o tabagismo, a exposição a substâncias como o rádon e a exposição a radiações cancerígenas[9,10].

Este dado coincide com o estudo realizado pela Dra. Ana Esther Jiménez Massa, no Hospital de Salamanca, uma vez que os factores de risco incluíam um predomínio de antecedentes familiares de primeiro e segundo grau de cancro do pulmão e também pessoas com antecedentes de ter sofrido outros tipos de cancro em anos anteriores, a maioria delas com antecedentes de serem fumadores ou ex-fumadores. [(30)]

A Dra. Adriana Cabo García, na sua investigação sobre Aspectos clínicos e epidemiológicos em pacientes com cancro do pulmão, 83 da amostra tinham antecedentes familiares de cancro do pulmão, 66,0%, enquanto 34,0% não tinham antecedentes familiares de cancro do pulmão, sendo parentes de primeiro grau dos afectados. (24)

Este estudo não coincide com os resultados dos estudos acima citados nem com os publicados pela OMS, uma vez que a amostra estudada era dominada por pessoas que morreram sem história familiar de cancro do pulmão e sem história de tabagismo.

Ocupação

O número de pessoas a trabalhar em Cuba aumentou em 2019, mantendo o desempenho favorável do ano anterior, quando pela primeira vez a "curva" subiu, depois de ter diminuído durante três calendários consecutivos. O aumento foi de 102 520, muito superior ao registado em 2018 (apenas 7 900), segundo revelou o Gabinete Nacional de Estatística e Informação (ONEI). (9,22)

Trata-se de uma boa notícia, sobretudo se tivermos em conta que as pessoas empregadas na economia representam apenas 41% da população total (10)

Na amostra em estudo, predominaram os óbitos de activos, com 77 casos, representando 67,54%, seguidos dos reformados, com 28 casos, representando 24,57%. (Tabela 2)

Para além da forte pressão imposta pela própria dinâmica demográfica, que se manifesta nas baixas taxas de fecundidade e na elevada esperança de vida, há ainda aqueles que, por diversas razões, não entram na vida ativa.

Os números publicados na edição de 2022 do Anuário Estatístico de Cuba mostram um crescimento tanto no sector estatal como no sector não estatal. Um facto interessante é o número de trabalhadores empregados pelo Estado, que está a aumentar (mais 11 547 do que os contabilizados em 2018) depois de ter diminuído nos últimos anos. [10]

Em Guantánamo, as pessoas em idade ativa representavam um total de 142396,5 (incluindo homens com idades entre os 17 e os 64 anos e mulheres com idades entre os 17 e os 59 anos) e as pessoas fora da idade ativa 84715,5, em média, no período em estudo. [10]

Os factores profissionais são a segunda causa mais importante de carcinoma do pulmão. Vários estudos indicam que entre 9 e 15% destes tumores diagnosticados nos homens e cerca de 5% dos tumores diagnosticados nas mulheres podem ser atribuídos à inalação de substâncias cancerígenas no local de trabalho. [31,32]

De entre um grande número de substâncias, o amianto é considerado o mais importante agente cancerígeno profissional. A exposição pode ser direta, em minas e indústrias (têxteis, oficinas de automóveis, cimento, isolamentos, estaleiros navais, etc.) ou indireta, em casa, através de vestuário impregnado. [4]

Estima-se que, em Espanha, 4% dos carcinomas do pulmão estejam relacionados com o amianto. A probabilidade de desenvolver um tumor está especialmente ligada à utilização de fibras de anfibólio, à intensidade e à duração da exposição ao amianto. Além disso, o risco é mais elevado com a exposição concomitante ao fumo do tabaco. [33, 34]

Os dados analisados acima coincidem com a amostra no período estudado. Na província de Guantánamo existem fábricas em zonas rurais e outras na periferia da cidade, mas estão localizadas perto de populações muito numerosas, pelo que estas últimas estão expostas a substâncias cancerígenas como minerais radioactivos, substâncias químicas inaladas como o arsénio, berílio, cádmio, sílica, cloreto de vinilo, compostos de níquel, compostos de crómio, produtos de carvão, produtos de combustão de gasóleo e rádon.

Nos últimos anos, o governo e a indústria tomaram medidas para ajudar a proteger os trabalhadores de muitas destas exposições, mas também é necessário ter em conta as pessoas que rodeiam estas instituições e que estão, elas próprias, expostas aos riscos colocados por estas indústrias.

Analisando estes dados no seu conjunto (distribuição segundo as caraterísticas sócio-demográficas) relativamente à distribuição segundo a profissão e o local de origem (Quadro 2), em que os falecidos com carcinoma do pulmão provenientes de zonas rurais, trabalhadores e reformados tiveram uma frequência elevada ( ), é relevante ter em conta os factores de risco no ambiente de trabalho em zonas urbanas que predispõem ou influenciam consideravelmente a predisposição para o carcinoma do pulmão.

Embora neste estudo não tenha sido possível precisar o local ou as funções exercidas pelos falecidos, devido à ausência desses dados na história clínica, é muito importante ter em conta a exposição a factores predisponentes ao carcinoma do pulmão nos trabalhadores urbanos, uma vez que estes predominaram no estudo.

Isto faz-nos refletir sobre as fontes de trabalho na cidade de Guantánamo e os factores ocupacionais nocivos que podem influenciar a predisposição para o carcinoma do pulmão, entre os quais os mais frequentes são os trabalhadores do MINSAP, educação, advogados, eletricidade, gás e abastecimento de água, construção, motoristas, hotéis e restaurantes, economia e comércio, desporto e cultura, polícia, trabalhadores comunais e contabilistas.

Na cidade, a poluição do ar (especialmente perto de estradas movimentadas) parece aumentar o risco de carcinoma do pulmão, com alguns investigadores a estimarem que, globalmente, cerca de 5% de todas as mortes por carcinoma do pulmão podem ser devidas à poluição do ar exterior e ao ar contaminado pela combustão de gasóleo ou outros produtos petrolíferos libertados pelos veículos na cidade. [31,32]

Distribuição de acordo com o tipo histológico.

As células e os tecidos cancerosos são caracterizados ao microscópio de acordo com as caraterísticas histológicas, o que permite a sua classificação e dá uma ideia da rapidez com que estas células se podem multiplicar e espalhar. Isto é feito para fins de diagnóstico e/ou prognóstico.

Tabela 3: Distribuição de acordo com o tipo histológico.

Tipos histológicos	Número	%
Carcinoma de células escamosas	52	45.6
Adenocarcinoma	40	35.1
Carcinoma de pequenas células	15	13.2
Carcinoma de células grandes	7	6.1
Total	114	100

Fonte: Registos médicos e protocolos de necropsia.

Observou-se que, no estudo, 45,6% dos mortos necróticos foram diagnosticados com carcinoma de células escamosas, 35,1% com adenocarcinoma e apenas 6,1% com carcinoma de células grandes. Este facto é consistente com a maioria dos estudos encontrados e discutidos abaixo.

De acordo com a OMS, o carcinoma do pulmão mais frequente é o carcinoma do pulmão de células não pequenas, com cerca de 80 a 85% dos casos, e 10 a 15% são carcinomas do pulmão de células pequenas. [7]

Estudo efectuado no Hospital Nacional Sur Este, no estado de Cusco, em doentes com diagnóstico de carcinoma do pulmão, os tipos histológicos mais frequentes foram o Adenocarcinoma com 72,22% e o carcinoma de pequenas células esteve presente em 5,5%. [35]

Estudo realizado no Policlínico Universitario Fermín Valdez Domínguez em Viñales em 2022, o mais frequente foi o carcinoma de células não pequenas com 61,54%, sem especificar o tipo histológico. [36]

A Dra. Adriana Cabo García y coletivo, do hospital geral docente "Dr. Juan Bruno Zayas Alfonso, de Santiago de Cuba", na sua investigação sobre Aspectos clínicos e epidemiológicos em pacientes com cancro do pulmão, o tipo histológico mais frequente foi o adenocarcinoma do pulmão. [24]

Distribuição de acordo com o estádio clínico.

O estádio clínico do carcinoma do pulmão permite a quantificação da agressividade da doença, a troca de informações, a elegibilidade cirúrgica, o planeamento do tratamento, a avaliação dos resultados no final do tratamento e o seguimento da doença. [20]

É sempre considerada com base no diagnóstico cito-histológico. A classificação TNM dos tumores malignos descreve a extensão do cancro no corpo de um doente. T descreve o tumor primário. N descreve as regiões linfáticas e M descreve as metástases. [20]

Tabela 4: Distribuição de acordo com o estádio clínico

Fase clínica	Número	%
II	5	4.4
III	100	87.7
IV	9	7.9
Total	114	100

Fonte: Registos médicos.

Observou-se no estudo que 87,7% dos doentes falecidos com carcinoma pulmonar necrótico foram diagnosticados no estádio III, 7,9% no estádio IV e nenhum dos falecidos foi diagnosticado no estádio I.

Estudo efectuado no Hospital Nacional Sur Este, no estado de Cusco, em doentes com diagnóstico de carcinoma do pulmão, o estádio clínico mais frequente foi o estádio IV no momento do diagnóstico com 61,11% e 16,67% no estádio III. [35]

No Instituto Nacional de Doenças Neoplásicas de Lima, Peru, foi realizado um estudo sobre o cancro do pulmão, uma revisão dos conhecimentos actuais, métodos de diagnóstico e perspectivas terapêuticas em que o estádio clínico mais frequente foi o estádio III e IV.[37]

Na Policlínica Universitária Fermín Valdez Domínguez, em Viñales, foi efectuada uma caraterização dos doentes com cancro do pulmão. No momento do diagnóstico, 42,31% encontravam-se no estádio III com 22 casos e 32,69% no estádio IV. [36]

A Dra. Adriana Cabo García e coletivo, do Hospital Geral de Ensino "Dr. Juan Bruno Zayas Alfonso, de Santiago de Cuba", realizaram um estudo descritivo sobre Aspectos clínicos e epidemiológicos em pacientes com cancro do pulmão, uma elevada percentagem dos quais correspondia ao estádio IV da doença. [24]

A este respeito, o Dr. Luis Paz-Ares, chefe do Departamento de Oncologia Médica do Hospital 12 de Octubre (Madrid) e presidente da Fundação Oncosur, explicou os principais problemas associados ao cancro do pulmão: a elevada incidência e o diagnóstico tardio.

É o tumor mais mortífero do mundo ocidental, com o qual morrem quase 2 milhões de pessoas, na sua maioria associadas ao tabagismo. É importante começar a detectá-lo mais cedo, porque se diagnosticássemos todos os tumores do pulmão com menos de um centímetro, 90% dos casos seriam curados".[(6)]

É, portanto, necessário criar novas estratégias que favoreçam o diagnóstico precoce do cancro do pulmão, a fim de reduzir a mortalidade por esta doença, que afecta tantas vidas todos os anos, apesar do vasto conhecimento da doença e dos seus factores de risco.

Distribuição de acordo com a relação das caraterísticas clinicopatológicas.

A relação das caraterísticas clínico-patológicas é muito necessária, dada a elevada frequência das doenças oncológicas que afectam a população e o aumento da mortalidade devida ao cancro.

Por isso, a melhor forma de enfrentar esta doença é unir esforços com todos os profissionais que trabalham diariamente no seu diagnóstico e tratamento.

Tabela 5: Distribuição de acordo com a relação clínico-patológica.

Fase clínica	Tipos histológicos									
	Carcinoma de células escamosas		Adenocarcinoma		Carcinoma de pequenas células		Carcinoma de células grandes		Não.	%
	#	%	#	%	#	%	#	%		
II	3	2.6	--	--	2	1.8	--	--	5	4.4
III	48	42.1	36	31.6	13	11.4	3	2.6	100	87.7
IV	1	0.9	4	3.5	--	--	4	3.5	9	7.9
Total	52	45.6	40	35.1	15	13.2	7	6.1	114	100

Fonte: Registos médicos e protocolos de necropsia.

A lista de caraterísticas clínico-patológicas facilita o conhecimento de situações especiais, o estabelecimento de planos específicos, a orientação dos procedimentos de diagnóstico e o acompanhamento ativo. Por esta razão, a sua intenção é favorecer a qualidade de vida das pessoas com cancro através de acções que facilitem a acessibilidade aos cuidados médicos.

O estudo demonstrou que o estádio clínico III foi o mais frequente nos óbitos por carcinoma pulmonar necrótico, correspondendo aos tipos histológicos: carcinoma espinocelular com 42,1%, adenocarcinoma com 31,6% e apenas 4,4% se encontravam no estádio clínico II, correspondendo aos tipos histológicos: carcinoma espinocelular e carcinoma de pequenas células com 2,6% e 1,8% respetivamente.

A fim de estudar, diagnosticar e tratar o carcinoma do pulmão, a combinação das caraterísticas clínicas e do diagnóstico anatomopatológico é de importância vital para proporcionar os melhores resultados para um tratamento atempado e melhorar a qualidade de vida dos doentes e, noutros casos, para reduzir ou atrasar o crescimento do cancro.

Quando o carcinoma do pulmão é diagnosticado no estádio clínico III, os gânglios linfáticos próximos já estão invadidos pelo tumor, ou seja, trata-se de uma doença tumoral localmente avançada. A probabilidade de se ter espalhado é maior, o que diminui a probabilidade de o tumor poder ser removido cirurgicamente e pode ter de ser tratado com uma combinação de quimioterapia e radiação seguida de imunoterapia, o que influencia a elevada mortalidade da doença. [(20)]

Os fármacos utilizados para o tratamento do carcinoma do pulmão têm benefícios para o doente, mas também podem produzir efeitos adversos, bem como diminuir a sobrevida, sendo que 37% dos doentes diagnosticados no estádio III e 9% dos diagnosticados no estádio IV da doença, segundo a American Cancer Society, é de 5 anos. [(20)]

CONCLUSÕES

Caracterizam-se os falecidos necrosados com carcinoma do pulmão no Hospital Geral Universitário "Dr. Agostinho Neto" no período em estudo, tendo em conta a idade, os factores sócio-demográficos, o tipo histológico mais frequente e a sua relação com o estadio clínico no momento do diagnóstico, chamando a atenção para o predomínio dos factores de risco no contexto ocupacional, o tipo histológico carcinoma espinocelular e o seu diagnóstico em estadios avançados da doença, o que favorece a determinação de caraterísticas comuns na amostra em estudo.

RECOMENDAÇÕES

Os resultados da investigação demonstram a necessidade de implementar novas estratégias para promover o diagnóstico precoce do carcinoma do pulmão, de modo a reduzir a mortalidade por esta doença e, assim, melhorar a qualidade de vida dos doentes, das suas famílias e da população em geral, o que terá, sem dúvida, uma influência positiva na economia do país.

REFERÊNCIAS BIBLIOGRÁFICAS

1. Torres Vaca M, Zarco Villavicencio A, Peña Rodríguez S, López Hernández MA, Briones Quiroz MS. Manual para a exploração de campos pulmonares [Internet]. 1ª ed. México: Universidad Nacional Autónoma de México; 2022 [Citado 2024 Abr 19] Disponível em: https:

2. Castañeda C. Microbiota intestinal e os primeiros 1000 dias de vida. Rev. Cuban Pediatr. [Internet]. 2021 [Citado em 3 de julho de 2021]; 93(3): e 1382. Disponível em: https://revpediatria.sld.cu/index.php/ped/article/view/1382/823

3. Castañeda C. The Gut Microbiota. Capítulo 2. In: Microbiota intestinal humana y sus desafíos. Quito: Ed. El Siglo; 2020. [cited 2020 Dec] Disponível em: http://scielo.sld.cu/scielo.php?script=sci_arttext&pid=S003475312021000400012

4. García-Rodríguez M, Benavides-Márquez A, Ramírez-Reyes E, Gallego-Escobar Y, Toledo-Cabarco Y, Chávez-Chacón M. Cancro do pulmão: algumas considerações epidemiológicas, de diagnóstico e de tratamento. Archivo Médico Camagüey [Internet]. 2018 [citado 19 abr 2024]; 22 (5): [aprox. 11 p.]. Disponível em: https://revistaamc.sld.cu/index.php/amc/article/view/5610

5. Organização Mundial de Saúde. Tipagem histológica dos tumores do pulmão! n.d. ed. Genebra: Kreyberg; 2020. [cited 2021 Dec] Disponível em: https:

6. Álvarez Matos Dunia, Nazario Dolz Ana María, Romero García Lázaro Ibrahim, Castillo Toledo Luis, Rodríguez Fernández Zenén, Miyares Peña María Victoria. Caracterização dos pacientes operados por cancro do pulmão de células não pequenas. Rev Cubana Cir [Internet]. 2020 Jun [cited 2024 Apr 19] ; 59(2): e962. Disponível em: http:

7. Perfis nacionais do cancro da OPAS/OMS, 2020. [cited 2020 Dec] Disponível em: https://www3.paho.org/hq/index.php?option=com_content&view=artc

8. Rodríguez Cruz AM. Cancro do pulmão: principal causa de morte em Cuba. Juventud Rebelde [Internet]. 2020 [citado 20 de dezembro de 2020];:1-2. Disponível em: https:

9. Ministério da Saúde Pública. Anuário Estatístico de Saúde. Havana, 2020. [cited 2021 Feb] Disponível em:

https://salud.msp.gob.cu/wp-content/Anuario/Anuario-2020.pdf

10. Ministério da Saúde Pública. Anuario Estadístico de Salud. Havana, 2022. [citado 2023 Marz] Disponível em: https:

11. Caron Girón J, Cuellar López D, Beltrán González BM, Hernández Ruiz RA, Acebo Rodríguez M, Águila Curbelo Y. Caracterização do cancro do pulmão em adultos de acordo com variáveis clínicas e epidemiológicas. Rev Medicen Electró [Citado 2024 Abr 19];*28*(1): 1-20 Disponível em: http:

12. Hernández Suarez N, Rabelo Dapino D, Sánchez Sandrino M, Rojas Morena B Hernández Díaz N. Caracterização clínico-epidemiológica do cancro do pulmão em pacientes atendidos. Rev. Cien Med Pinar del Río [Internet]. 2020 [Citado 2024 abr 19]; 24(1):21-28. Disponível em: http://scielo.sld.cu/scielo.php?script=sci_arttext&pid=S1561-31942020000100021&lng=es.

13. Tipagem histológica dos tumores do pulmão da Organização Mundial de Saúde. Segunda edição. Jornal americano de patologia clínica [Internet]. 1982 [Citado em 2024 abr 19]; 77(2): 123-136. Disponível em: https:

14. Travis WD, Brambilla E, Nicholson AG, Yatabe Y, Austin JHM, Beasley MB, et al. Organização Mundial de Saúde. Histological typing of lung tumors. [Internet]. 2015 [Citado em 2024 abr 19]; 40(2): 90-7]. Disponível em: https://pubmed-ncbi-nlm-nihgov.translate.goog/?term=Beasley+MB&cauthor_id=26291008&_x_tr_sl=en&_x_tr_tl=en&_x_tr_hl=en&_x_tr_pto=sc

15. Barrionuevo Cornejo Carlos, Dueñas Hancco Daniela. Classificação atual do carcinoma do pulmão. Considerações histológicas, imunofenotípicas, moleculares e clínicas. Horizonte. Med. [Internet]. 2019 Oct [cited 2024 Apr 19]; 19(4):74-83. Disponível em: http:

16. Cirión G, Herrera M. Anatomía Patológica: Temas para la citohistopatología. Havana: Ecimed. [Internet]. 2010 [Citado 2024 Abr 19]; Disponível em: http:

17. Ríos Hidalgo N. Patologia Geral [Internet]. 1ª ed. Havana: Ecimed; 2014 [Citado 2024 abr 19] Disponível em: https://www.google.es/url?sa=t&source=web&rct=j&opi=89978449&url=https://instituciones.sld.cu/inor/files/2023/03/Patolog%25C3%25ADa-general.pdf&ved=2ahUKEwj0tPHorM6FAxXNpLAFHURhDygQFnoECB4QAQ&usg=AOvVaw0p7bm5UUz8qGc8079aO6Ke

18. Hurtado de Mendoza Amat J. Autópsia. Garantia de qualidade em medicina. [Internet]. 2ª ed. Havana: Editorial Ciencias Médicas; 2014. ch13 Anexos p. 183-185. Disponível em: http:

19. Sainz Menéndez Benito. Tumores benignos e malignos do pulmão: Classificação. Diagnóstico. Tratamento. Rev. Cubana Cir. [Internet]. 2019 dez [citado 2023 abr 06]; 45(3-4) Disponível em:

20. https://instituciones.sld.cu/fcmdoct/files/2019/02/Clasificacion-diagnostico-de-tumoresbenignos-y-malignos-del-pulmon.pdf

21. OPAS/OMS. Câncer de pulmão nas Américas.2022. [citado 2023 abr 06]; Disponível em: https://www.paho.org/es/temas/cancer

22. Anuário Demográfico de Cuba. janeiro-dezembro de 2022. [citado 2023 Abr 06]; Disponível em: https://www.onei.gob.cu/anuario-demografico-de-cuba-enero-diciembre-2022

23. González R, Barra S, Riquelme A. Lung cancer characterisation, staging and survival in the Chilean public health system hospital.Rev.med.Chile vol.150.1 [Internet]. 2022. [citado 2023 Dez] Disponível em: https://www.scielo.cl/scielo.php?script=sci_arttext&pid=S0034-98872022000100007

24. Cabo García A, Del Campo Mulet E, Rubio González T, Nápoles Smith N, Columbie Reguifero JC. Aspectos clínicos e epidemiológicos em pacientes com câncer de pulmão em um departamento de pneumologia. MEDISAN [Internet]. 2018 abr [citado 2024 abr 19]; 22(4): 394-405. Disponível em: http://scielo.sld.cu/scielo.php?script=sci_arttext&pid=S1029-30192018000400009&lng=es.

25. Machandi Thomas O, Cristiá Lara S. Caracterização demográfica da província de Guantánamo (2013-2017). Rev Noved Poblac [Internet]. 2020 [Citado 2024 Abr 19]; 16(31): 127-137. Available at: http:

26. Galano AS, Paumier ZT, Antúnez, MBP. Mortalidade por cancro na população adulta de Baracoa. Rev Informa Cient [Internet]. 2011 [Citado 2024 abr 19]; 69(1):1-11 Disponível em: https:

27. Rousseaux Modesi A, Blanco García L, Reyes Pacheco A, Sánchez Reyes R, Baglán Acosta B. Mortalidade por tumores malignos no Policlínico Universitário 4 de abril do município de Guantánamo. Rev Info Cient [Internet]. 2013 [Citado 2024 abr 19]; *77*(1):1-13 Disponível em: https:

28. Etienne CF. Controlo do tabaco nas Américas: o que falta e o que se segue? Rev Panam Salud Pública. [Internet]. 2022 [Citado em 2024 Abr 19]; 46:e160. https://doi.org/10.26633/RPSP.2022.160Disponible en: https://www.scielosp.org/article/rpsp/2022.v46/e160/es/

29. Cahuana Pinto, R. Revisão sistemática e meta-análise sobre o risco de cancro do pulmão em trabalhadores da indústria da construção civil. [Internet]. Corporación Barranquilla Colombia Universidad de la Costa; 2020 [citado: 2024, abril] Disponível em: https:

30. Jiménez Massa AE. Cancro do pulmão e citocinas: variantes clínicas e genéticas. [Tese em opção ao título de Doutor] [Internet]. Salamanca Espanha, Universidade de Salamanca; 2011 [Citado 2024 Abr 19] Disponível em: https:

31. Gómez-Tejeda J, Tamayo-Velazquez O, Iparraguirre-Tamayo A, Dieguez-Guach R. Comportamento dos factores de risco para a neoplasia do pulmão. Universidad Médica Pinareña [revista na Internet]. 2020 [citado 19 abr 2024]; 16 (3) Disponível em: https:

32. Santos Concepción ID. Principais factores de risco em doentes com cancro do pulmão no Centro Oncológico Territorial de Holguín. 2020-2022 [Tese em opção ao título de Especialista de Primeiro Grau em Oncologia Médica] [Internet]. Holguín Cuba Universidad Ciencias Médicas de Holguín; 2022 [Citado 2024 Abr 19] Disponível em: https://tesis.hlg.sld.cu/index.php?P=FullRecord&ID=3214

33. Giraldo-Osorio A, Ruano-Ravina A, Rey-Brandariz J, Arias-Ortiz N, Candal-Pedreira C, Pérez-Ríos M. Tendências na mortalidade por cancro do pulmão na Colômbia, 1985-2018. Rev Panam Salud Publica. [Internet]. 2022 [Citado em 2024 abr 19];46:e127 Disponível em: https:

34. Zambrano Cedeño AA, Perero Cobeña YS, Castro Jalca J. Factores de risco para o cancro do pulmão: impacto global na população. Rev Hig de la Salud [Internet]. 2022 [Citado 2024 Abr 19]; 7(2):13-31 Disponível em: https:

35. Quispe Rodriguez GH. Câncer de pulmão: caraterísticas clínicas epidemiológicas e sociodemográficas no hospital Antonio Lorena del Cusco, 2015-2021 [Tese em opção ao grau de Cirurgião Médico] [Internet]. Cusco Peru, Universidad Nacional San Antonio Abad del Cusco; 2022 [Citado 2024 Abr 19] Disponível em: http:

36. Pérez García S, Pérez García S, Ramos Cordero AE, Junco Labrador L, Hernández Gómez E Caracterização dos pacientes com cancro do pulmão no Policlínico Universitário "Fermín Valdés Domínguez "de Viñales. Rev Corr Cient Med [Internet]. 2022 ci 2024 Abr 19]; *26*(2):1-11 Disponível em: https:

37. Motta Guerrero R, Huerta-Collado Y, Failoc-Rojas VE, Cabezas Orellana DC, Leon Garrido-Lecca A, Calle-Villavicencio A, Torres-Mera A, Valladares-Garrido MJ, Aliaga Macha C, Carracedo C. Epidemiological and molecular profile of patients with lung cancer in a referral cancer centre in Lima, Peru. Rev. Cuerpo Med. HNAAA [Internet]. 5 de novembro de 2023 [citado em 19 de abril de 2024];16(3). Disponível em: https:

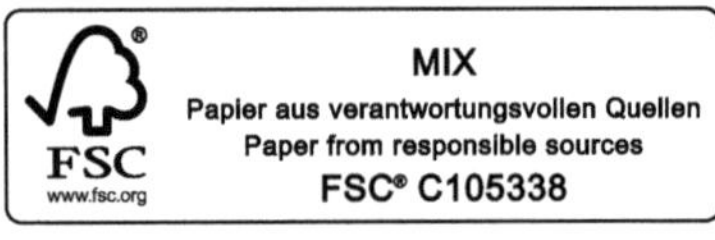

Printed by Books on Demand GmbH, Norderstedt / Germany